DE LA
GRAVELLE URIQUE

ET DE SON TRAITEMENT

PAR

L'EAU MINÉRALE DE SOULTZMATT

PAR

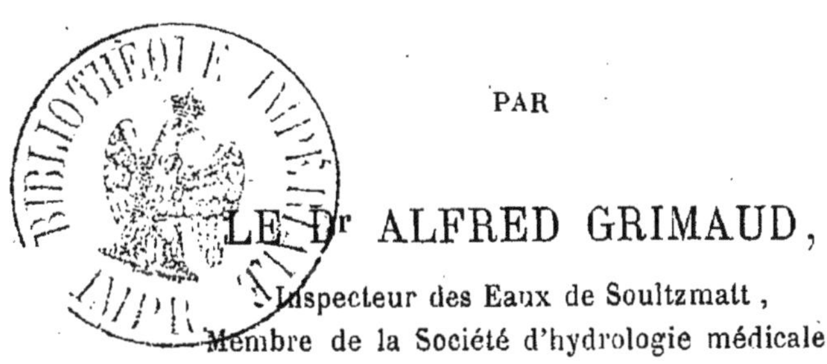

LE Dr ALFRED GRIMAUD,

Inspecteur des Eaux de Soultzmatt,

Membre de la Société d'hydrologie médicale.

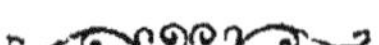

Par décret impérial du 29 mars 1865, les sources de l'Etablissement thermal de Soultzmatt ont été déclarées d'intérêt public.

COLMAR,

IMPRIMERIE ET LITHOGRAPHIE DE CAMILLE DECKER.

1865.

DE LA GRAVELLE URIQUE

ET DE SON TRAITEMENT

PAR L'EAU MINÉRALE DE SOULTZMATT

PAR LE Dr ALFRED GRIMAUD,

Inspecteur des Eaux de Soultzmatt , membre de la Société d'hydrologie.

Considérations générales sur la gravelle urique.

Parmi les maladies des voies urinaires qui réclament l'intervention des Eaux minérales , la gravelle urique se place au premier rang par sa fréquence, sa gravité et sa tenacité. Dans toutes ses formes, à toutes ses périodes, l'application de l'agent hydro-minéral trouve son opportunité, et même les crises doulou reuses qui constituent une de ses phases , sont loin d'être toujours une contre-indication , puisqu'elles sont dûes à la présence d'un corps étranger dont il faut faciliter l'expulsion le plus tôt possible.

L'eau gazeuse et alcaline de Soultzmatt , bien connue et universellement employée, on peut le dire, dans les diverses affections des voies digestives, n'a reçu jusqu'à présent que sur les lieux mêmes une application féconde en bons résultats, dans la maladie qui va faire le sujet de ce travail : restreinte à une sphère modeste par le manque presque absolu de publicité, son efficacité n'a pu être bien connue que de ceux-là seulement qui l'ont ressentie, et que soupçonnée de la part du public médical habitué à envoyer les graveleux trop indistinctement à Vichy, à Pougues, à Contrexéville, à Carlsbad, nous pouvons ajouter Evian, dont la valeur thérapeutique est cependant bien incertaine, et qui, en tous cas, si l'on en juge par l'analyse chimique, ne saurait entrer en comparaison avec Soultzmatt.

Mettre sous les yeux de mes honorables confrères le résultat de quelque expérience acquise auprès de ces sources, et leur indiquer clairement ce qu'on peut attendre d'elles dans telle ou telle manifestation de la gravelle urique, voilà mon seul but, et il sera atteint, je l'espère, si je réussis, à montrer d'une manière précise les indications fondamentales de leur emploi.

Il n'est pas besoin, je pense, de rappeler minutieusement l'analyse chimique de l'eau de Soultzmatt : on sait que près de 2 grammes d'acide carbonique libre par litre et autant de sels fixes parmi lesquels dominent les sels de soude, de magnésie, le chlorure de sodium, constituent sa minéralisation : à ce titre, elle semble indiquée à priori dans le traitement d'une affection où les alcalins, sous toutes les formes, ont de tout temps, eu la réputation d'une médication presque spécifique.

Je laisserai également de côté tout ce qui concerne les caractères physiques de la gravelle, outre que ce n'est pas ici le lieu, assez d'ouvrages en parlent beaucoup plus savamment qu'il ne me serait possible de le faire, je me permettrai seulement quelques excursions dans le domaine de la pathologie, relativement à certaines considérations qui me paraissent mériter une importance particulière et peut-être pas assez appréciée, au point de vue de la puissance du traitement hydro-minéral dans la gravelle urique.

J'entre immédiatement en matière.

Et d'abord, à quels signes reconnaît-on que la gravelle existe? On peut en effet se poser cette question, car rien n'est plus commun que de voir des personnes qui, par suite d'un désordre habituel dans la santé, sous l'influence d'excès répétés, ont des urines ordinairement troubles et laissant au fond du vase un sédiment briqueté qui n'est autre que de l'acide urique. Or, suivant M. Civiale dont le nom fait autorité en pareille matière, lorsque l'urine ne présente pas au moment même de son émission des grains de sable tout formés, et que le refroidissement est nécessaire pour leur apparition, il n'y a point de gravelle.

Nous ne pouvons accepter une définition aussi absolue. La précipitation du sédiment dans l'intérieur même des voies urinaires n'est point indispensable pour que l'affection existe ; bien des sujets dont l'urine ne charrie pas immédiatement de graviers, mais ne tarde pas à former au sortir de la vessie, un dépôt, soit d'acide urique, soit d'urates, et qui éprouvent habituellement des douleurs plus ou moins fortes dans la région lombaire, sont déjà en proie à un commencement de gravelle, heureux quand ils peuvent à ces indices reconnaître déjà le mal, et s'appliquer l'axiôme : *principiis obsta*. Presque toujours alors il existe déjà un premier degré de néphrite subaigüe, de cet état que M. Civiale nomme une irritation glandulaire, et cette opinion semble bien confirmée par la présence habituelle d'une quantité de mucus plus ou moins considérable dans l'urine, indice d'un état phlegmasique de la muqueuse, suivant les nicrographes.

Chez d'autres, mais bien rarement, des graviers sont expulsés sans souffrances préalables au fur et à mesure de leur apparition ; leur grosseur varie depuis celui de la tête d'une épingle jusqu'à celui d'un très-petit haricot ; la différence entre le gravier et le calcul est donc tout-à-fait arbitraire. Leur quantité est quelquefois énorme, on cite des individus qui en ont rendu, dans l'espace de plusieurs années, quelques centaines.

Sous le rapport des troubles qu'elle amène dans la santé, la gravelle varie depuis une simple gêne jusqu'aux douleurs les plus vives dues aux coliques néphrétiques dont les accès toujours suivis du rejet du corps étranger, peuvent aller jusqu'à déterminer la mort.

Beaucoup plus rare dans l'enfance que la pierre, la gravelle urique augmente de fréquence avec l'âge, au point d'être un des tourments de la vieillesse, les femmes y sont bien moins sujettes que les hommes.

Il nous paraît nécessaire maintenant d'entrer dans quelques réflexions sur la pathogénie de cette affection, car c'est à ce point de vue que nous comprendrons mieux l'action des Eaux, en tant que reconstituantes de l'économie entière.

Une première question se présente.

Le siége primitif de la gravelle doit-il être placé dans les voies urinaires? D'accord avec la plupart des pathologistes, nous n'hésitons pas à répondre par la négative.

Quelque soit le plus ou moins de légitimité des accusations adressées de nos jours à la chimie et à ses tentatives téméraires d'envahissement sur le terrain de la physiologie, il faut reconnaître que nous lui devons la connaissance de certains faits qui sans elle inexpliqués ne pourraient nous conduire à des généralisations toujours nécessaires à qui veut regarder de haut dans la science.

De ce nombre est la théorie de la formation de l'acide urique.

Produit le moins oxygéné des combustions qui s'accomplissent au sein des tissus, l'acide urique se montre invariablement chaque fois que la nutrition se trouve pervertie ou entravée; au lieu d'urée soluble et facilement éliminée, l'urine se charge alors d'acide urique en excès (car il en existe toujours à l'état normal), et l'insolubilité de ce produit tend à le laisser déposer même dans l'intérieur des voies urinaires, quand sa quantité est portée au-delà d'une certaine limite.

Ce que la théorie chimique nous indique, l'observation pathologique le confirme d'une manière irréfragable. Toute maladie qui apporte une gêne notable dans les fonctions nutritives, affections de l'estomac, du foie, etc., toute surcharge alimentaire habituelle, les excès alcooliques, etc., toutes ces causes, disons-nous, augmentent la proportion d'acide urique, parce qu'alors il n'y a plus rapport exact entre la proportion d'oxygène absorbé, et celle des matériaux azotés sur lesquels doit s'exercer son action réductive. S'il est permis de comparer à un phénomène physique un phénomène placé sous la dépendance de la vie, je dirais qu'il se passe là quelque chose d'analogue au dépôt de la suie dans une cheminée où le tirage est insuffisant.

N'est-ce point ainsi qu'on peut se rendre compte de l'exisence si fréquente de la gravelle dans l'âge adulte, alors que les plaisirs de la table, les excès vénériens, etc., viennent ajouter leur influence à celle de la prédominance veineuse abdominale qui imprime son cachet à la pathologie de l'âge moyen de la vie? de même que dans la vieillesse, la lenteur des actions organiques déterminant des combustions incomplètes dans les tissus, la stase du sang dans les organes parenchymateux, et des résidus plus abondants dans les liquides excrémentitiels, doit aboutir au même résultat.

L'observation attentive des faits nous révèle donc que, dans la grande majorité des cas, la gravelle est l'expression pathologique d'une grave perturbation apportée à la loi de l'équilibre nutritif, elle est en un mot constituée par l'excédant de la *recette sur la dépense*.

Magendie le premier étudia avec une grande sagacité l'influence de l'alimentation comme cause de gravelle, et il conclut de ses recherches qu'une alimentation trop azotée en est la cause à peu près unique. Les faits cités par lui sont au-dessus de toute contestation, mais les déductions qu'il en a tirées sont trop absolues; il a eu le tort de ne point faire la part de l'inconnu, et de méconnaître les rapports intimes qui lient la gravelle avec certaines affections des voies digestives, la dyspepsie entre autres.

M. Civiale se refuse à admettre cette étiologie. Son ouvrage riche de faits bien observés et d'une érudition immense, laisse dans le doute la question de la cause primordiale, mais il incline à croire qu'elle est présque toujours due à une irritation glandulaire, la gravelle ne serait donc suivant lui qu'une maladie des reins, une néphrite.

Malgré l'autorité de M. Civiale, nous pensons que l'influence de l'alimentation sur la production de la gravelle, ne peut être niée; et chez un esprit aussi logique que le sien, cette opposition à l'évidence la plus manifeste ne se comprend que par des préoccupations excessives à l'endroit de l'anatomie pathologique.

Quand on voit la gravelle presque inconnue ou du moins très-rare dans les campagnes, affliger presque exclusivement les habitants des villes auxquels une certaine fortune permet les jouissances matérielles de la vie, quand on constate son alternance avec la goutte, et l'analogie fréquente à tous les points de vue de ces deux affections, au point que beaucoup de práticiens en font une seule et même maladie diversement localisée, il faut bien reconnaître que les troubles de la sécrétion urinaire sont sous la dépendance d'un vice dans l'assimilation, et que la gravelle doit être avec la goutte, le diabète, rangée parmi les maladies de la nutrition.

Loin de nous maintenant la pensée de nier ce que l'observation a démontré dans une foule de cas, l'influence toute-puissante de l'hérédité, celle des habitudes sédentaires, celle de l'âge et des modifications qu'il apporte dans l'accomplissement des grandes fonctions de l'économie; toutes ces causes ont une influence réelle, indiscutable, elles agissent en mettant en jeu la prédisposition organique, ce *nescio quid* inexpliqué.

Dans un travail récemment publié dans les *Annales de la Société d'hydrologie*, j'ai cherché à mettre en lumière les connexions étroites de la dyspepsie proprement dite avec la gravelle urique, que les pathologistes anglais admettent très-généralement. L'illustre Chopart avait déjà senti cette vérité. Les calculs, dit-il, se forment assez ordinairement chez ceux dont les digestions sont lentes, laborieuses, presque toujours imparfaites, et dont par conséquent les fonctions ne seront pas suffisamment élaborées. Ce sont les vices de la digestion et la quantité d'acide urique qui, dans l'enfance et dans la vieillesse, conduisent à la formation de la pierre. »

De nos jours, M. Andral, dans sa belle Clinique médicale, apporte plusieurs observations frappantes à l'appui de cette manière de voir.

Le premier est relatif à un homme de 40 ans, qui souffrait depuis longtemps d'une irritation gastrite chronique. A trois reprises il fut pris, sans cause connue, d'une vive douleur à l'épigastre suivie d'abondants vomissements bilieux. Chaque fois que ces accidents se reproduisirent, il rendit en urinant plusieurs graviers d'acide urique ; à aucune autre époque de sa vie il ne s'était aperçu que ses urines en continssent.

Un autre cas se rapporte à une dyspepsie chronique où M. Andral observa que, tant que la maladie fut stationnaire, les urines présentèrent un dépôt très-abondant formé par l'acide urique et beaucoup de sels calcaires, ce dépôt diminua avec l'amélioration de la santé « Etaient-ce, dit M. Andral, les matériaux nutritifs formés par les aliments qui, au lieu de s'assimiler aux organes, se séparaient du sang à l'intérieur des reins ?

En effet, qu'il y ait surabondance de matériaux azotés, surcharge des voies digestives, ou élaboration imparfaite de ces mêmes matériaux par une altération des liquides servant à l'accomplissement de cette fonction si éminemment vitale, il y aura toujours transformation imparfaite des produits azotés, production d'acide urique et d'urates au lieu d'urée, terme le plus complet de la métamorphose, et l'urine, vrai miroir du sang, se chargera des résidus excrémentitiels qui tendront à se déposer. Ce travail excessif peut-il s'effectuer habituellement sans amener à la longue des désordres dans la texture du rein ? Nous ne le pensons pas et nous sommes heureux de pouvoir citer à l'appui de notre opinion ces paroles mêmes du savant Johnson : *Diseases of Kydney.*

« Quand on trouve dans l'urine de l'épithélium et du mucus en certaine quantité, c'est une preuve de l'effort que fait le rein pour se débarasser de corps étrangers. Dans ce travail, les cellules sont entrainées dans l'urine où on les retrouve, car leur reproduction a déjà subi une forte atteinte, la circulation est aussi retardée dans les capillaires de la substance tubulaire, et les vaisseaux s'engorgent. »

Il y a donc déjà ce premier degré de l'irritation glandulaire qu'admettent MM. Civiale et de Crozant.

Dans ces circonstances, on conçoit que la formation calculeuse est imminente, le mucus, le sang épanché servent de ciment, et dès-lors

Hæret lateri lethalis arundo.

Parmi les variétés de la dyspepsie, c'est la dyspepsie acide qni semble favoriser le plus souvent ce fâcheux résultat. Les opérations du viscère donnent lieu à des productions incessantes d'acidités, les féculents produisant de l'acide lactique, les corps gras de l'acide butyrique, de là ces flatuosités interminables et ces régurgitations que les malades comparent à du vinaigre.

On a cité encore comme condition organique étroitement liée à l'apparition de la gravelle la présence des dartres. Du moins la coïncidence de ces deux affections est-elle fréquente, et l'on ne peut s'empêcher de remarquer que la cessation ou la diminution des sécrétions fortement acides qui se font sur la surface cutanée, semble concentrer sur les reins un travail d'élimination qui peut devenir pathologique ; toujours est-il qu'alors les fonctions dépuratoires de la peau paraissent remplacées par celles du rein.

Faut-il, en terminant ce chapitre, établir l'analogie de la goutte et de la gravelle, analogie telle, suivant M. Rayer, qu'on trouve 99 fois sur 100 ces deux maladies réunies sur le même individu ? Identité de la cause, du mode pathogénique, du produit final, tout indique en effet un rapprochement des plus intimes, sinon une similitude complète.

De l'action des Eaux de Soultzmatt dans la gravelle.

Deux médications capitales dominent la médication de la gravelle, elles sont formulées dans tous les auteurs, et elles trouvent leur sanction dans le raisonnement appuyé sur l'expérience des siècles.

1° Boire beaucoup, afin d'entraîner les matériaux que tend à abandonner l'urine et de prévenir leur stagnation, leur agglomération surtout. Quelques auteurs, Lehmann entre autres, ont prétendu que l'eau pure seule, mais à une basse température, suffisait pour dégorger insensiblement les capillaires du rein, et un de nos honorables collègues qui a longtemps exercé à Contrexéville, le docteur Baud, expliquait l'action de ces Eaux éminemment si salutaires par la grande quantité qu'en boivent les malades : les couloirs urinaires incessamment sollicités à se contracter par ce courant continu de liquide, se détergeraient peu à peu et se débarasseraient plus rapidement des résidus qui les encombrent, si bien que, au dire de M. Baud, les malades qui boivent le plus seraient aussi le plus rapidement guéris. Cette théorie, beaucoup trop simple, à notre gré, a le grand inconvénient de réduire le rôle d'une Eau minérale à celui de l'eau pure, ou d'une boisson diurétique ; puis, dans cette explication, quelle part fait-on en traitement de la diathèse ?

2° Faire usage des boissons alcalines et gazeuses.

Depuis longtemps les alcalins étaient employés contre la gravelle. Les médecins des siècles derniers recommandaient la poudre de coquille d'huître, de coquille d'œuf suspendue dans des boissons, et l'on sait que le carbonate de chaux constitue en grande partie ces enveloppes. Le fameux remède Stephens avait pour base des sels alcalins et terreux, et c'est encore aujourd'hui sur ce fonds que s'élaborent tous les remèdes empiriques.

Il était donc naturel, quand on songea à utiliser les Eaux minérales pour la cure de la gravelle, de s'adresser aux Eaux alcalines. C'est ce que fit à Vichy, M. Petit, dont les idées théoriques eurent un grand retentissement, car il prétendit que non-seulement elles dissolvent le mucus urinaire, ce qui est très-vrai, mais encore l'acide urique qu'elles font disparaître peu à peu par un vrai travail de dissolution chimique, même quand il constitue de gros calculs.

Nous n'entrerons pas dans le détail des discussions interminables auxquelles donna lieu cette importante question : *Adhuc sub judice lis est.* Mais il est certain qu'à M. Petit revient la gloire d'avoir révélé au public médical les Eaux alcalines, et, en tout cas, sa pratique a survécu à sa théorie : Vichy, Pougues voient chaque année un nombre considérable de graveleux s'acheminer vers leurs sources , et presque tous y trouvent soit la guérison, soit une notable atténuation de leurs souffrances.

L'Eau de Soultzmatt est éminemment gazeuse ; elle est aussi notablement alcaline. Fraîche, piquante et extrêmement agréable au goût, les malades la prennent avec délices ; aussi n'est-il pas besoin de leur recommander d'en boire une certaine quantité, il y a lieu au contraire de surveiller incessamment leur zèle intempestif : quatre verres suffisent au début , dix à la fin ; aller au-delà est au moins inutile ; sinon nuisible. Il est facile de comprendre les modifications imprimées à l'appareil urinaire par cette ingestion d'une Eau éminemment diurétique. En effet, même à petite dose, l'Eau de Soultzmatt doit à la grande proportion de gaz acide carbonique qu'elle contient , et aux autres éléments minéralisateurs , une action spéciale sur toutes les parties de l'appareil urinaire. Une quantité d'urine toujours bien supérieure à la quantité d'eau ingérée, des contractions fréquentes de toutes les fibres musculaires au point d'amener sur le trajet des uretères et dans la région vésicale, un sentiment de tension quelquefois pénible , tels sont les principaux phénomènes qui révèlent l'influence de l'eau minérale sur la contractilité des tissus.

La membrane muqueuse ne tarde pas à être aussi directement affectée dans son mode de sécrétion.

L'aspect physique et les propriétés chimiques de l'urine subissent un changement profond. Etait-elle rare , fortement acide , troublée par du mucus , par la présence des urates de soude et d'ammoniaque et d'une grande proportion de matière colorante , ou sans sédiment, mais de couleur foncée, et laissant déposer spontanément ou par l'addition de l'acide chlorhydrique de nombreux cristaux d'acide urique , elle devient neutre , rarement alcaline , mais toujours claire ; le mucus disparaît rapidement , ainsi que les dépôts d'urates : quant aux sédiments uriques, excrétés plus abondamment quelquefois dans les premiers jours, ils diminuent peu à peu pour cesser tout-à-fait.

On serait vraiment tenté de croire , à voir la rapidité de cette élimination, à l'exactitude complète des vues théoriques de M. Petit.

Cette vive stimulatiou imprimée à tout l'appareil urinaire, indique à priori combien l'Eau de Soultzmatt a d'efficacité pour provoquer chez les sujets porteurs de concrétions, une de ces crises violentes et décisives qui mettent fin, par l'expulsion du produit final, à de longues tortures.

Les deux faits suivants en sont une preuve convaincante.

M. Finot, militaire en retraite, vieillard de 70 ans, souffrait depuis longtemps d'une gravelle contre laquelle il avait usé de divers moyens qui n'avaient été que palliatifs. Une saison à Soultzmatt lui fut conseillée. A peine arrivé, il se mit à boire copieusement. Au bout de quelques jours, pendant lesquels les douleurs avaient paru s'accroître, une colique néphrétique intense se déclara pendant la nuit, et après quelques heures, il rendit des graviers charriés au milieu d'une urine sanguinolente et infecte. L'émission de sable continua encore quelque temps accompagnée de son cortége obligé, les douleurs rénales ; mais le malade encouragé par le succès obtenu, fit une saison entière, et partit très-satisfait. De retour, il eut encore des accidents qui furent peu sérieux. Il revint à Soultzmatt plusieurs années consécutives, et mourut 4 ou 5 ans après d'une maladie étrangère à la gravelle.

2. M. G., 38 ans, habituellement atteint d'une dyspepsie intense, s'exaspérant aux changements de saison où elle se complique d'embarras gastrique, avait été pris à Paris, après un hiver passé dans de cruelles préoccupations, d'une série de crises néphrétiques des plus violentes en juin 1863. Dans l'intervalle des crises, il ne marchait qu'avec une extrême difficulté et presque plié en deux. Il avait essayé à Paris de boire de l'Eau de Soultzmatt, mais elle provoquait une telle souffrance dans le rein gauche, qu'il n'avait pas osé en continuer l'usage.

Arrivé à Soultzmatt le 6 juillet, il commença de suite sa saison, croyant n'avoir plus qu'à prévenir de nouveaux accidents, car, après chaque colique, il n'avait rendu qu'une

urine chargée de sédiment urique. Dans la nuit qui suivit le deu-
xième jour, survint une crise extrêmement longue et douloureuse à
laquelle l'opium à haute dose seul mit fin, et deux jours après,
dans le bain, un énorme gravier d'acide urique cimenté par du
mucus et du sang coagulé, fut évacué avec une petite douleur.
M. G. resta six semaines à Soultzmatt, et partit pouvant faire
d'assez longues courses, mais non sans ressentir encore ces
insupportables douleurs lombaires qui font le désespoir des
gens actifs, douleurs qu'il eut bien atténuées, s'il eût fait une
demi-diéte alimentaire.

De retour à Paris, au bout de deux mois, M. G. sentit encore
se réveiller de vives douleurs dans les reins, toujours avec
émission de sable. L'usage de l'Eau de Soultzmatt calma peu à
peu ces souffrances. Une petite rechute eut lieu au printemps de
l'année suivante, coïncidant avec le retour de la dyspepsie. Une
seconde saison à Soultzmatt triompha définitivement de la
néphrite sourde qui n'avait jamais entièrement cessé, et dès-
lors M. G., résolu à éloigner, autant que faire se pourrait, de
nouvelles catastrophes, s'astreignit à un régime alimentaire
léger pour la quantité, très-peu animalisé pour la qualité, et sa
santé, au point de vue de la gravelle du moins, est maintenant
satisfaisante.

Une remarque que je ne puis m'empêcher de faire ici est
relative à l'explosion des crises néphrétiques le plus ordinairement dans le milieu de la nuit, au moment où se termine la
digestion. Il en est de même pour les coliques hépatiques dont
la coexistence avec elles est si fréquente que mon savant ami,
le Dr Willemin, auteur d'une excellente monographie sur ce
sujet, a trouvé chez les nombreux malades atteints de lithiase
biliaire, qu'il a observés des signes de diathèse urique, soit anté-
rieurement à l'apparition de la maladie, soit simultanément,
soit postérieurement. Il dit en propres termes :

« Ces deux affections ont quelques causes en commun, elles
ont leur point de départ dans les troubles fonctionnels du même
organe, le foie, où se forme l'élément matériel de chacune
d'elles. »

Il serait peut-être difficile, dans l'état actuel de la science, d'indiquer le point précis des voies digestives où commence ce ce trouble fonctionnel, mais il consiste bien positivement dans une assimilation vicieuse, et le réveil des soufirances éprouvées dans le rein pendant le travail de la digestion, surtout après un repas quelque peu copieux, nous prouve le retentissement direct que ce travail exerce sur la circulation rénale. Nous verrons en parlant de l'alimentation, tout le parti qu'on peut tirer de cette indication pour combattre ces cruelles douleurs de la région lombaire dont nous allons dire un mot, et qui, par leur siége profond, et leur résistance aux moyens curatifs, empoisonnent souvent la vie des malheureux valétudinaires.

Variables dans leur intensité, mais existant chez presque tous les sujets, ces douleurs sont souvent le premier indice de la gravelle, seulement on n'en saisit pas toujours la véritable signification, et c'est là ce qui empêche de combattre le mal dès son origine. La difficulté que le malade éprouve à marcher et surtout à rester debout, fait croire à des douleurs musculaires. C'est dans ces cas douteux qu'il est important d'examiner l'urine chaque matin avec attention, la plus forte proportion de mucus et d'acide urique qu'on y trouve, met facilement sur la voie de la vérité.

Un peu plus tard, quand il y a eu des crises, émission de sable, l'expérience du mal a instruit, et le patient ne se trompe plus sur la valeur du symptôme en question, symptôme tenace en raison de la nature de l'affection, et de la structure pareuchymateuse du rein, où il existe dès lors, au dire de M. Civiale, une irritation amenée peu à peu par une perversion de l'action glandulaire.

J'ai vu des malades souffrir extrêmement de cette néphrite sourde, à l'approche des mauvais temps, il y a une gêne, une tension extrême dans la région lombaire, et quelquefois il semble qu'une ceinture de fer entoure le tronc.

3° M. L***, haut fonctionnaire public, ressentait depuis plusieurs années les atteintes de ce mal cruel qu'il attribuait aux occupations sédentaires de la vie de bureau, il supportait à peine la marche, au point, m'a t-il dit que, quand il voyait un ami dans la rue, il passait de l'autre côté, pour éviter de rester sur ses jambes. A diverses reprises il avait rendu un certain nombre de très-petits graviers. Arrivé à Soultzmatt en juillet 1863, il était extrêmement affaissé. L'urine rouge acidé, laissait déposer des cristaux rhomboïdaux d'acide urique ; les voies digestives étaient, du reste, en bon état.

Une première saison de 25 jours fut faite consciencieusement avec des doses graduellement croissantes d'Eau minérale (4 en commençant, puis 10 à la fin). Dans la seconde moitié de la saison, j'eus recours aux douches en arrosoir d'abord, puis à plein piston sur la région lombaire, le malade en ressentit un excellent effet. L'hiver ne se passa pas sans quelque retour du mal habituel, mais une seconde saison faite l'an dernier, en fit disparaître les dernières traces.

4° L'observation de M. C., ancien et honorable négociant offre cette particularité remarquable que, calculeux à un haut degré, puisqu'à plusieurs reprises il avait été lithotritié par le Dr Heurteloup, il avait déjà fait, pour se débarrasser des derniers fragments de la pierre, une saison infructueuse à Contrexéville. Attiré à Soultzmatt, il y a une douzaine d'années, par le bien qu'il avait retiré des Eaux bues à Paris, il en retira de tels effets, qu'il prit l'habitude d'y venir régulièrement chaque année. Depuis bien longtemps il n'éprouve plus que de temps à autre quelques douleurs dans la région du rein, suivies de l'émission d'uu peu de sable, la marche un peu trop prolongée amène surtout ce résultat. A part ce léger reliquat du passé, sa santé est excellente, et il a pour l'Eau à laquelle il doit sa guérison une reconnaissance qui n'est pas restée stérile pour l'établissement.

5° Il en est de même de M. K., venu pour la première fois à Soultzmatt à peu près à la même époque, souffrant des reins d'une manière chronique et ayant expulsé de nombreux graviers. Les antécédants très-bons d'ailleurs de M. K. lui permirent de faire une saison fructueuse, l'irritation du rein disparut, ainsi que la gravelle, et la santé se consolida. Chaque année depuis, M. K. vient faire sa saison, et si les douleurs lombaires apparaissent encore, entraînant à leur suite un peu de sable, ce n'est plus que de loin en loin et d'une façon bénigne.

Je crois inutile de faire de plus amples énumérations. Ce que j'ai dit suffit, je pense, à prouver que l'Eau de Soultzmatt a droit à un rang honorable parmi les Eaux peu nombreuses qui revendiquent dans le traitement de la gravelle urinaire un légitime succès. Ce succès elle le doit à l'ensemble de ses éléments minéralisateurs qui la rendent éminemment propre à modifier l'état constitutionnel de la plupart des graveleux. Tonique et incisive au plus haut degré dans les maladies de l'appareil digestif dont les principaux organes, estomac, foie, pancréas, intestins, sont rapidement influencés par elle, elle est en outre remarquablement diurétique, empêche la stase du sang et des produits épanchés dans les capillaires du rein, et s'oppose ainsi au retentissement fâcheux que, selon Bowman, les altérations de cet organe exercent sur la constitution du sang.

Au reste, nulle particularité dans l'appropriation de l'Eau de Soultzmatt à la gravelle, ne paraît donner lieu à ces contre-indications formelles, ou à ces ménagements extrêmes dans leur administration que nécessitent quelques Eaux minérales, celles de Vichy et de Carlsbad par exemple, dont la minéralisation très-forte porte avec elle ses inconvénients.

C'est ainsi qu'à Vichy on observe souvent, dès les premiers jours, une vive excitation, une fièvre continue, une émission considérable de sable, au point, dit le savant inspecteur Durand Fardel, qu'on peut se demander s'il n'y a point là exagération de l'état pathologique, ce passage de l'état chronique à l'état aigu sur lequel a tant insisté l'illustre Borden, qui est en effet très-commun aux Eaux sulfureuses, mais qui, dans le cas dont nous nous occupons, n'est nullement nécessaire à la guérison. Ajoutous qu'à Vichy les hématuries ne sont pas rares, et constituent quelquefois une grave complication.

Nous ne trouvons sur Carlsbad qu'une appréciation du

Dr Hellft, cité par M. Durand Fardel (Traité thérapeutique des Eaux minérales).

Ces Eaux se distingueraient des autres par une plus forte action sur la formation du sang veineux, grâce à une proportion plus notable de sels alcalins, ce qui leur permet, suivant l'auteur, de combattre la stase dans les veines du bas-ventre, et de s'attaquer ainsi à la principale cause de l'affection. « Elles ne sont point indiquées dans les cas où, tandis qu'une plus ou moins grande quantité de sable fin se dépose parfois ou continuellement dans l'urine, le malade n'accuse aucune incommodité, mais de temps en temps souffre d'une certaine pesanteur dans les lombes et dans les organes urinaires, ou est en proie à une colique néphrétique avec constriction spasmodique de l'urètre, dysurie ou strangurie.

Les indications des Eaux de Carlsbad ne sont donc nullement celles des Eaux de Soultzmatt.

Contrexéville jouit d'une réputation grande et méritée, mais nous sommes encore incertains sur la nature de leur action.

Tandis que M. Baud par exemple veut qu'elle agisse seulement comme diurétique, par la grande abondance de son ingestion qui la rendrait seulement détersive, M. Mamelet lui accorde une influence dissolvante. Suivant lui, elle diviserait les calculs et les entraînerait avec une énergie remarquable par les voies naturelles. Enfin d'après M. Treuille, observateur plus moderne, « l'Eau de Contrexéville est bien supérieure à Vichy, en ce qu'elle guérit toutes les manifestations de la gravelle, et fait disparaître en peu de jours l'inflammation, la suppuration ou l'hypertrophie qui constitue d'ordinaire l'état morbide des reins, des urètères, de la vessie et de la prostate. »

Certes, s'il en était ainsi, aucune Eau ne pourrait être comparée à Contrexéville, et l'idéal rêvé des praticiens se trouverait dès maintenant réalisé ; mais la reconnaissance est souvent hyperbolique, et jusqu'à ce que les hydrologistes de Contrexéville se soient mis d'accord, nous nous en tiendrons à cette donnée qui paraît positive, à savoir que l'activité remarquable imprimée à la sécrétion urinaire, et la guérison de l'élément catarrhal qui joue un grand rôle dans la gravelle, sont les deux principales propriétés qui recommandent Contrexéville et en font une station d'une haute importance.

Quant à Pougues, Eau bicarbonatée, calcaire et très-gazeuse, elle paraît agir, suivant M. de Crozant, auteur d'un très-bon travail sur ce sujet, de deux manières. Leur action primitive amène une crise diurétique avec expulsion abondante de sable et de graviers, action quelquefois si vive qu'elle a besoin d'être modérée : l'action secondaire s'exerce sur les mucosités qui sont dissoutes et entraînées, et le résultat final de la crise serait de ramener la vitalité de la muqueuse à son type normal. En résumé, l'action de l'Eau de Pougues serait assez semblable à celle de Vichy, dont la rapproche au reste la nature de la minéralisation.

Reste enfin parmi les stations en renom Evian, mais que dire de cette Eau célèbre ? Sa minéralisation si faible, le manque de publications scientifiques en rendent l'appréciation presque impossible : force est de s'en rapporter à la tradition qui circonscrit sa sphère d'application aux cas où les Eaux fortes sont nuisibles ; elle serait un diminutif d'Eau minérale.

Il nous reste à dire quelques mots sur le mode de traitement usité à Soultzmatt. Il consiste surtout en boissons, bains et douches.

Si la gravelle est une des maladies qui supportent le mieux l'ingestion d'une grande quantité de liquide, il n'est pas nécessaire pourtant d'aller au-delà de dix verres. Ici comme ailleurs pourtant, nous trouvons une impatience de guérir qui mesure la rapidité de la guérison à la quantité d'eau absorbée. Malheureusement l'estomac ne souffre pas violence, et le moindre des accidents provoqués par cette intempérance aqueuse est une saturation de l'estomac et une interruption forcée de la cure. La digestion des liquides est soumise aux mêmes lois que celle des solides, celles de la tolérance, et les malades doivent être bien convaincus que ce n'est pas la quantité ingérée qui profite, mais bien la quantité utilisée par l'absorption.

Les bains sont fort utiles par la détente générale qu'ils amènent : ils font cesser le spasme des canaux, calment les souffrances et ramènent peu à peu le bien-être ; c'est souvent dans le bain que sont rejetées de volumineuses concrétions.

Quant aux douches, on en retire de grands avantages dans le cas de persistance des douleurs lombaires ; nous avons vu des malades presque courbés en deux sortir droits et vigoureux de la douche appliquée sur les lombes, soit en arrosoir, soit à plein jet. C'est que l'appel énergique adressé aux fonctions cutanées est d'un effet plus sûr et plus rapide que la balnéation proprement dite ; il se produit sur la peau un effet révulsif très-puissant. En pareil cas, la douche précède ordinairement le bain, sa durée varie d'un quart d'heure à vingt minutes.

Je termine ici ce qui est relatif au traitement hydro-minéral de la gravelle. Si j'avais à faire l'histoire de la dyspepsie, je montrerais l'action si vive de l'Eau de Soultzmatt sur la vitalité de toute la muqueuse digestive où germent les premières semences de la gravelle : je dois m'interdire ici une pareille digression, mais je ne puis m'empêcher d'indiquer les liens physiologiques et pathologiques qui unissent l'appareil digestif à l'appareil urinaire, et d'en conclure que tous les actes de la vie de nutrition reçoivent de cette Eau minérale une influence éminemment salutaire et reconstituante.

Conseils hygiéniques.

Après une saison accomplie aussi fructueusement que possible, et la disparition complète de tous les symptômes morbides, peut-on croire à une guérison radicale ? et n'y a-t-il plus rien à faire ? Le croire serait une grave erreur, car la question du présent n'assure pas celle de l'avenir. Si le traitement thermal a en quelque sorte renouvelé l'économie, et attaqué le mal aux sources où il s'alimente en agissant sur l'ensemble des organes qui concourent à l'assimilation, il faut bien dire que son action isolée ne pourrait pas être décisive. Après lui doit intervenir l'hygiène qui, dans aucune maladie, n'est une plus sûre ancre de salut. Il faut en effet que le graveleux ait toujours présente à l'esprit cette conviction qu'il a une épée de Damoclès suspendue sur la tête.

Examinons donc rapidement les préceptes hygiéniques les plus importants à observer.

L'alimentation doit former la base du régime. Le malade se souviendra qu'il y a un rapport certain, nécessaire, entre la quantité des aliments ingérés, et celle des matériaux solides de l'urine ; en particulier de l'acide urique dans les organisations qui le forment vicieusement. Sur ce point la physiologie est complétement d'accord avec l'observation. Ecoutons Chossat qui s'est livré à des expériences minutieuses sur ce sujet « Il existe entre la digestion de l'aliment et la sécrétion de la partie solide de l'urine, une relation tout-à-fait intime et immédiate, et si l'on se rappelle que c'est aux environs de la 3ᵉ et de la 4ᵉ heure que l'aliment transformé en chyle commence à couler dans les vaisseaux sanguins, on verra que constamment, peu après l'arrivée du chyle dans le sang, la sécrétion solide de l'urine commence à augmenter.

M. Civiale, nous l'avons vu, a cherché à atténuer autant que possible cette remarquable influence du régime alimentaire sur la production de la gravelle ; mais que peuvent des raisonnements théoriques contre l'observation directe? Cent faits négatifs même ne pourraient détruire un seul fait affirmatif. Tout le monde connaît l'histoire de M. X. citée par Magendie qui, usant largement des plaisirs de la table, était tourmenté par la gravelle. Un revers de fortune le force à travailler pour vivre dans un état voisin de la misère, la gravelle disparaît complètement. Ses affaires se rétablissent, et il reprend son ancien genre de vie, retour de la gravelle. Un second revers le replonge dans la gêne, et le débarrasse encore de la maladie, enfin la fortune lui sourit une seconde fois, et avec elle revient la bonne chère et sa triste compagne.

Ce fait est à lui seul tout un enseignement, car il met pleinement en lumière et la part prépondérante de l'alimentation dans la production du mal, et ce qu'offre de trompeur le sommeil passager de la diathèse. Mais faut-il maintenant déduire de là, comme le voulait l'auteur précité, que le graveleux doit être soumis dans tous les cas à un régime presque exclusivement végétal? Evidemment non. L'excès en tout est un défaut, et il importe d'abord que l'estomac supporte et digère les aliments qu'on lui donne, car s'il est le laboratoire où se préparent les matériaux de la maladie, la première indication doit être de lui préparer un travail facile : ce précepte est surtout indispensable chez les dyspeptiques pour lesquels aucune régle absolue ne peut être formulée à priori ; mais, le principe une fois posé, on reconnaîtra qu'il importe de fournir le moins possible de substances azotées à l'économie, puisque, dans la gravelle, elle a une tendance vicieuse et inconnue dans son essence à en transformer une partie en acide urique. On évitera donc avec soin un régime trop animalisé et surtout les salaisons. J'ai vu à Vichy, en 1853, dans le service de M. Petit, un habitant de la campagne qui avait expulsé un très-gros gravier, dont la cause ne pouvait être cherchée bien loin. Il avait l'habitude de se nourrir presque exclusivement de porc salé, et cela depuis dix ou quinze ans.

La quantité des aliments, indépendamment de leur qualité, peut-être tout aussi prédiciable, et le résultat être facheux à un égal degré, car la fibrine, l'albumine et la caséine toutes réductibles en azote se retrouvent dans les céréales, et tel graveleux qui, croyant bien faire, se nourrirait exclusivement de féculents, aggraverait sa maladie presque aussi sûrement que celui qui, sous un moindre volume, userait surtout du régime animal.

C'est surtout dans le traitement des douleurs lombaires que se manifeste l'action puissante du régime alimentaire (et en parlant du régime alimentaire il faut comprendre non-seulement les aliments solides, mais encore les liqueurs alcooliques). J'en eus la démonstration à propos d'un cas d'une tenacité désespérante contre lequel on avait en vain employé sangsues, ventouses, dérivatifs. Le malade dont l'urine déposait tous les jours de l'acide urique et qui pouvait à peine marcher, suivit mon conseil, et réduisit d'un tiers d'abord, puis de moitié la ration alimentaire, surtout dans ses éléments azotés : l'amélioration ne tarda pas et fit place à une guérison à peu près complète. Encouragé par ce succès, j'ai depuis employé le même moyen, et toujours avec le même bonheur, quand j'ai pu trouver réunis la volonté de guérir et le courage dans la voie qui y mène. Au reste il n'est point de graveleux qui, sujet à cette pénible infirmité, n'ait observé sur lui-même une chaleur et une tension insolites, dans la région des reins, pendant la période digestive. L'indication est donc formelle.

Certaines substances alimentaires doivent être proscrites dans tous les cas, l'oseille en premier lieu. Magendie a cité le fait d'un homme qui, pour se rafraîchir, mangeait tous les jours à lui seul, un grand plat d'oseille. Au bout de ce temps, il fut attaqué de gravelle et rendit des graviers d'oxalate de chaux. Laugier cite un fait du même genre, enfin M. Donné, dans une lettre adressée à l'Académie ds sciences, a établi qu'il suffisait de manger une certaine quantité d'oseille pour voir se produire dans l'urine beaucoup de cristaux d'oxalate de chaux. Il paraît même, suivant Golding Bird, que les cristaux de ce sel s'observent assez fréquemment dans les urines des dyspeptiques ; ce serait, d'après lui, le résidu d'un trouble fonctionnel des organes digestifs, et les reins le sécréteraient du sang. Il y a donc double raison pour s'abstenir de ce légume herbacé.

Les acides organiques dans l'alimentation (fruits) et dans les boissons, sont-ils ou ne sont-ils pas nuisibles ? La question n'est pas sans importance, car il y a quelques années à peine, la clientèle de Vichy était dans un cruel embarras, partagée entre Petit et Prunelle, dont le premier défendait expressément leur usage, sous peine de détruire l'effet du traitement, tandis que le second insistait sur leur utilité. Traitée naguère au sein de la société d'hydrologie, cette question a vu encore se produire la même divergence d'opinions, mais il faut le dire, presque exclusivement du côté des chimistes. Il ne semble vraiment pas, à moins de dyspepsies acescentes qui les contre-indiquent formellement, que l'usage modéré des fruits, surtout pendant l'été, puisse avoir le moindre inconvénient ; au contraire, ils conviennent à titre de rafraîchissants.

L'usage des Eaux minérales transportées est nécessaire de temps à autre dans la gravelle, et celle de Soultzmatt, à raison de sa remarquable conservation, est une de celles dont on peut retirer le plus d'avantages. Les Eaux constituent une sorte de pierre de touche utile pour reconnaître s'il n'y a pas dans les reins quelque concrétion pouvant à la longue servir de noyau à un calcul.

Voilà pour ce qui concerne la diététique proprement dite, mais l'hygiène de la gravelle comporte encore d'autres exigences pour mener à bonne fin l'œuvre de la guérison.

Et d'abord l'exercice est indispensable, et tout ce que nous avons dit jusqu'à présent, tend à le prouver. En effet, puisqu'il existe dans les profondeurs de la vie nutritive une altération fonctionnelle aboutissant à une métamorphose organique incomplète, il est clair que tout agent hygiénique qui tendra à accroître cette combustion et à combattre la langueur du travail assimilateur des organes, en rendant plus active la circulation du réseau capillaire, agira par là même de manière à enrayer les progrès de la diathèse. Aussi la marche régulière longtemps prolongée à l'air libre, a-t-elle été de tout temps recommandée d'une manière spéciale. A plus forte raison doit-on insister sur la nécessité de la gymnastique pour dissiper l'engourdissement de la région rénale, et rétablir la souplesse des mouvement.

La même raison doit engager à entretenir et à surexciter les fonctions de l'organe cutané, voie importante d'excrétion d'une notable quantité de matériaux azotés sous forme d'acide sudorique, de cellules épithéliales. Les bains fréquents, les frictions faites tous les jours sur toute la surface du corps, ont une utilité sur laquelle il n'est pas besoin d'insister.

A ces conditions, avec cette surveillance incessante apportée à l'exercice de toutes les fonctions de l'économie, le graveleux pourra raffermir sa constitution, et arrêter le développement d'une diathèse dont les conséquences sont des plus désastreuses.